LES PERLES DE LA MÉDECINE

Paru dans Le Livre de Poche :

LE BÊTISIER DES PROFS
LE GRAND MÉCHANT BÊTISIER
LE GROS DICO DU VRAI-FAUX
L'HISTOIRE DE FRANCE REVUE ET CORRIGÉE
L'INCROYABLE BÊTISIER DES FONCTIONNAIRES
LES PERLES DE L'ÉCOLE
LES PERLES DES MISOGYNES
PERLES, GAFFES ET VACHERIES
LE XXe SIÈCLE BÊTE ET MÉCHANT

JÉRÔME DUHAMEL

Les Perles de la médecine

Les perles les plus incroyables
des malades... et de leurs médecins !

ALBIN MICHEL

Maquette intérieure : Luc Doligez.

Les gens bien portants
sont des malades qui s'ignorent.
Jules Romains

La santé, c'est ce qui sert
à ne pas mourir chaque fois
qu'on est malade.
Georges Perros

La morphine, ça a été
inventé pour que les médecins
dorment tranquilles.
Sacha Guitry

Un médecin consciencieux
doit mourir avec le malade s'ils ne
peuvent pas guérir ensemble.
Eugène Ionesco

TABLE DES CHAPITRES

« L'HUMOUR EST LA POLITESSE DU DÉSESPOIR. »

Fils, petit-fils et arrière-petit-fils de médecin : il fallait bien que je fusse tout cela pour oser publier un tel livre... Émile Duhamel, mon arrière-grand-père, eut la fantaisie de commencer des études de médecine à près de cinquante ans et de les achever à l'époque où son propre fils commençait les siennes ; ce fils, Georges, eut le grand talent de raconter par écrit ce qu'il vécut comme chirurgien sur le Front de la Première guerre mondiale et d'être couronné à ce titre par le prix Goncourt 1918 (battant à cette occasion un inconnu nommé Marcel Proust !). Bernard, enfin, fils de Georges, laissa son nom, au mitan du vingtième siècle, à de nombreuses techniques de chirurgie néonatale... Leur descendant – votre serviteur – n'eut hélas que le talent d'être un malade occasionnel et de transcender par le rire la frustration d'avoir failli à la noble tradition familiale...

À la question *Peut-on rire de tout, même de la médecine ?*, j'ai choisi de répondre oui. Sans hésiter. Fidèle sans doute à ces mots que mon grand-père Georges, cumulant les fonctions de Secrétaire perpétuel de l'Académie française et de président de l'Académie de Médecine, avait défini dans une formule restée célèbre : « L'humour est la politesse du désespoir. »

Car il s'agit bien d'humour dans ce livre – et de rien d'autre ! Notre propos n'est évidemment pas de porter un quelconque jugement sur la médecine ou sur ceux qui l'exercent, mais d'apporter bien modestement un peu de bonne humeur, un soupçon de rire ou une bouffée de tendresse souriante à ceux qui souffrent autant qu'à ceux qui tentent de remédier à leurs souffrances. On envoie aujourd'hui des clowns dans les hôpitaux pour soulager la détresse des enfants malades : ce livre n'a d'autre ambition que de suivre leur bel exemple et l'auteur ne s'est mis un nez rouge que pour leur ressembler !

L'auteur ? Bien grand mot... Les 180 pages de ce livre et le millier de « perles » qu'il renferme lui doivent bien peu, puisqu'il n'eut que la tâche de les recueillir, de les sélectionner et de les ordonner en chapitres. Les véritables auteurs sont les centaines de médecins et d'infirmières, d'employés chargés des soins ou de l'administration, qui eurent la gentillesse et prirent le temps d'ouvrir leur mémoire ou de consulter leurs notes. Sans oublier, bien sûr, les personnels de la Sécurité sociale, des allocations familiales ou des divers services sociaux, qui firent de même. Grâces leur soient ici rendues !

Qu'il me soit donc permis, pour clore ce semblant de préface, de citer quelques paroles de médecins, de scientifiques ou d'humanistes qui me semblent représenter le plus bel hommage que l'on puisse rendre à ceux qui luttent au quotidien pour que la maladie cède un jour le pas, pour que la vie sache se montrer un peu plus douce...

• Georges Bernanos : « Un médecin, c'est le curé du républicain. »

• Claude Lévi-Strauss : « Le savant, comme le médecin, n'est pas l'homme qui fournit les vraies réponses : c'est celui qui pose les vraies questions. »

• Jean Bernard : « Conserver la vie, rendre la vie, c'est la recréer, tout autant que la donner. »

• Albert Einstein: « Toutes les sciences vont, petit à petit, converger vers la médecine et contribuer à son élévation. »

• François Jacob : « La science représente pour moi la forme la plus exaltante de la révolte contre l'incohérence de l'univers. Le moyen le plus puissant trouvé par l'homme pour faire concurrence à Dieu. »

• Xavier Bichat : « La vie est l'ensemble des fonctions qui résistent à la mort. »

• Albert Camus : « Si la seule solution est la mort, nous ne sommes pas sur la bonne voie. La bonne voie est celle qui mène à la vie, au soleil. »

Jérôme Duhamel

CHAPITRE 1

C'est grave, docteur ?

Les Français font leur diagnostic...

J'ai une bonne névrose de l'avant-bras...

Je souffre autant que si j'étais morte...

Quand je me réveille de mes insomnies...

J'ai sombré dans un coma profond pendant au moins dix secondes !

Mes bras sont normaux puisqu'ils font toute la longueur de mon corps.

Je suis tellement abimée qu'il faudra même me faire une chirurgie esthétique de mes fesses.

C'est de famille, je suis poliglotte de la gorge.

J'ai de la luxure plein mon bassin...

Quand je rentre ma main au fond de mes poumons, j'ai un peu mal à la gorge.

Je suis chauve de partout sauf des cheveux...

Est-ce normal d'uriner en même temps qu'on fait pipi ?

Quand je me mets du coton dans les oreilles, j'ai mal jusqu'à ma cervelle.

En marchant dans la neige, je me suis surgelé le pied droit.

Depuis ma naissance, j'ai trois seins dont un ne m'a jamais servi à rien puisque mon mari n'en veut pas.

Sa méningite s'est déclarée sans prévenir personne à l'avance.

Heureusement que je suis complètement sourde, comme ça je ne vois pas mon malheur !

J'ai sûrement une maladie tellement inconnue qu'elle n'a pas encore été inventée !

Ma mère n'arrive même plus à monter dans le bus et pourtant c'est un gros bus.

J'ai une minerve au cou qui m'empêche de penser...

J'ai été mordu par un moustique qui avait la rage...

Sa langue s'était réfugiée au fond de sa bouche et refusait d'en sortir malgré les supplications du docteur.

Quand j'ai eu cette descente d'organes, ça m'a toute vidée pendant des mois...

Je ne peux plus m'asseoir depuis que j'ai été amputé des fesses...

Amputé de la main droite, je suis donc unijambiste.

Les boutons que j'ai dans la bouche sont tous aussi gros que des ballons de football.

En faisant du sport, je me suis démonté la canicule...

Mon vieux père est obligé de se faire bander par des mains expertes...

J'ai confondu *virus* et *verrue* et je me suis donc mal soignée...

Depuis cette amputation du pouce, je n'arrive plus à parler dans le téléphone.

C'est en riant que je me suis fait une entorse à la joue.

C'est un arrêt du cœur au cerveau qui a laissé mon époux handicapé...

Toutes ces idées noires me font passer des nuits blanches...

Dans mon sang, il y avait des caillots qui pesaient plusieurs kilos chacun...

Étant coléreux, j'ai les plombs de la tête qui sautent à chaque fois qu'on me contrarie.

Tous mes points de soudure ont sauté d'un seul coup...

Il a fallu lui botter le derrière pour lui guérir ce rhume !

Quand j'ai des boutons, je casse la croûte moi-même.

En vingt ans, j'ai eu toutes les maladies qu'on trouve dans le dictionnaire !

Mon mari souffre de la même maladie que Marcel Proust, il dort toute la journée.

Depuis bientôt vingt ans, mon état se dégrade d'heure en heure...

En fait, mes migraines ressemblent beaucoup à des maux de tête.

Je suis envahi dans la bouche par des champignons comestibles.

J'ai une épidémie d'épiderme...

J'ai eu la même maladie que dans la chanson qui parle de la rate qui se dilate...

Son foie a mystérieusement disparu pendant sa maladie...

Tous mes muscles s'opposent à ce que je fasse le moindre effort...

Cette enflure me fait souffrir comme un rat mort.

Chez nous, on est malade de père en fils...

Rapport à ses varices, ma mère est obligée de porter des bas résille...

J'ai des traumatises à tous les genoux de mon corps...

J'ai déjà eu des poux et je trouve que c'est quand même plus agréable que des morpions.

Cette maladie pend comme une épée de Démosthène au-dessus de ma tête...

La douleur est apparue très très lentement de manière fulgurante.

On dira ce qu'on veut, mais une bonne santé c'est quand même ce qu'il y a de mieux pour ne pas être trop malade !

Je marchais tranquillement quand mes jambes se sont envolées sans rien dire...

J'ai des corps aux pieds qui me font beaucoup souffrir...

J'ai jamais eu de veine avec mes veines...

Personne ne peut plus s'asseoir sur mon coxis...

J'ai sans doute une peau imperméable qui empêche la guérison de rentrer...

Depuis que je suis vieux, j'avance en âge...

J'ai attrapé un rhume de cerveau et pourtant je le garde toujours dans ma tête...

Ma tension fait des bonds comme un yoyo qui n'aurait plus toute sa tête.

Les vaisseaux de mon cœur ne sont même plus navigables...

Se casser la jambe, c'est une facture qui fait mal !

Sur le moment, je n'ai rien ressenti et pourtant on m'a raconté que j'étais morte...

Je suis guéri d'avoir été trop malade...

J'ai l'impression d'avoir la tête vide comme une soupière pleine.

À force de lutter contre ma maladie, je m'en suis fait une ennemie.

Quand j'ai mal, mon bras est hors d'état de nuire...

Cette artère est bouchée comme un cabinet...

Depuis ma naissance, mes os ont le défaut d'être complètement élastiques...

J'ai été intoxiquée à grands coups de bonbonnes de gaz...

Mon corps est tout rempli de déchets humains...

Sous le choc, j'ai senti mon cœur s'évanouir en lambeaux.

En me réveillant, j'ai trouvé une maladie couchée avec moi...

À chaque fois qu'elle respire, ma femme a les seins qui grossissent...

Il paraît que les moustiques peuvent transmettre le sida par intraveineuse...

J'ai une fièvre de cheval et pourtant je n'en mange jamais...

La science ne peut plus rien pour moi et moi non plus je ne peux plus rien pour elle.

Un clou rouillé avait pénétré dans son tétanos...

Être tout le temps malade, c'est embêtant, surtout rapport au fait que pendant ce temps-là on n'est pas bien portant.

J'ai des hématomes comme s'il en pleuvait...

Mon sang n'a fait qu'un tour avant de revenir en arrière.

Ce n'est pas une vie d'être ainsi tout souffreteux de souffrances...

J'avais du pus qui coulait en grandes vagues sanguinolantes...

Je me suis enfoncé une écharpe dans le pouce...

Vous conviendrez avec moi, docteur, que 59 ° de fièvre, ça ne se voit pas tous les jours !

Celui qui me soigne, c'est mon frère qui est masseur...

Mon cœur bat comme une pendule arrêtée...

À chaque fois que je fais un geste, j'ai mon corps qui bouge...

Je dois rester avec du coton hydraulique plein les oreilles...

Je ne crois plus aux thermomètres depuis qu'ils ne sont plus en mercure...

L'alcool à 90° ne me fait plus d'effet parce que j'en ai trop bu dans ma vie...

Je souffre d'atroces migraines aux pieds...

Pour marcher, je suis obligée de m'appuyer sur mes deux cuisses...

Cette maladie, elle n'est supportable que quand on est en bonne santé.

J'ai entendu dire que cette maladie incurable était sans gravité...

Je vais de furoncles en pustules...

Je devrais être dans le Livre des Records avec le nombre de maladies que je réussis à attraper chaque année !

Je suis donc cloué au lit comme le Christ...

J'étais si contagieux qu'il a fallu faire désinfecter l'air ambiant par une entreprise spécialisée.

Mon père n'a plus toutes les lumières de sa lucidité...

L'infection s'est déclarée dans mon intérieur qui était pourtant tout propre...

Même quand je hurle de douleur, je ne me plains jamais.

Cette maraîchère a fini comme un légume...

Cette blessure béante n'était malheureusement pas visible à l'œil nu.

Mon médecin m'ayant déconseillé le sport, c'est donc ma femme qui fait les courses...

Mon père profite de ce que sa maladie est incurable pour essayer de nous faire croire qu'il est malade...

Lors de la prise de température, le thermomètre disparut définitivement dans l'anus.

Malgré ses seins trop volumineux, ma femme possède un cœur d'or...

Dès que je m'endors, je n'entends plus mon cœur battre, ce qui fait que j'ai peur et que je me réveille et que donc je n'arrive jamais à dormir.

Je souffre d'un dérèglement de ma biologie...

Dans ma famille, nous sommes veuves de génération en génération.

À cause de ce handicap, je bois mon calvaire jusqu'à la lie.

Pour uriner, il était obligé d'avoir recours aux personnes qui voulaient bien se servir de son sexe.

Bizarrement, c'est quand j'ai mal que la douleur survient...

Le rein était bloqué par des calculs que personne ne savait résoudre...

Ce coup de chaud m'a toute refroidie...

Depuis dix ans, mon mari est unijambiste du bras gauche.

L'électrocardiogramme est dramatiquement normal.

Cet abcès a tellement gonflé qu'on ne le voit plus à l'œil nu.

C'est une souffrance insupportable mais très tolérable...

Ma bouche est encombrée de muqueuses et de langues...

Je n'arrive même plus à pisser sans uriner...

Quand je saigne du nez, c'est surtout des narines...

Maintenant, j'ai les intestins qui communiquent directement avec les poumons...

Je n'arrive à me déplacer qu'en position allongée.

Je perds toujours la mémoire, malgré mes exercices de musculation du cerveau.

Je prends sur moi et hurle ma douleur en silence...

En m'ouvrant l'arcade sourcilière, j'ai pu apercevoir mon cerveau.

Depuis que je suis malade, mes enfants me tournent le dos à chaque fois que nous sommes face à face.

Cette pauvre femme ne peut plus uriner que grâce à un sein artificiel...

Malgré la douleur, elle me souriait grâce à ses deux mains tendues...

Un coton-tige est resté coincé dans le lobe de sa jambe gauche.

Toutes les vertèbres de ma colonne vertébrale ont brutalement disparu...

Ma femme a un squelette bien conservé pour son âge...

Non seulement cet ongle est incarné, mais en plus il est rentré dans la chair !

J'ai pris un coup
entre les deux oreilles,
au niveau du coccix.

Ma bonne santé me conduit à être souvent malade...

Des vers solitaires, j'en ai plusieurs...

On m'a retiré un rein et tout un tas d'autres organes aussi inutiles...

Je dors la fenêtre ouverte pour laisser les microbes sortir.

Je ne dors bien qu'à plat ventre sur le dos.

L'homme souffrait de violentes crampes d'estomac dans la main.

Quand je me réveille, je me sens toute endolorie par une rigidité cadavérique.

Je suis gaucher de la main droite...

Je n'aime pas cette maladie et elle me le rend bien...

Sans doute faudra-t-il m'amputer de ma prothèse...

Quand je suis fatigué, ma température chute à zéro.

Ma prostate est détraquée et je pisse à jets continus le jour comme la nuit.

Je souffre d'une allergie aux maladies...

Je n'arrête pas d'être toute constipée du nez...

Quand je travaille trop à l'ordinateur, je finis par avoir des crampes à mes empreintes digitales.

Je suis devenu chauve de sous les aisselles...

D'arrêts cardiaques en infarctus, mon mari va gaillardement sur ses 80 ans...

J'ai le corps couvert de champignons qui ne sont même pas comestibles.

Je suis abreuvé par un sang impur...

Quand j'expire un bon coup, je dois faire attention à ne pas laisser sortir mes poumons.

Il paraît que j'ai des kilomètres d'intestins en trop...

Mon époux est sénile depuis sa naissance...

À force de boire du mercurochrome, la plaie s'est refermée.

Bien qu'inexistants, mes réflexes sont bons.

Moi qui ai fait la guerre, j'essaie d'être courageux parce que dans le mot « souffrance », il y a France !

Ces douleurs sont si violentes que je ne sais plus s'il faut en rire ou en pleurer.

Je suis légèrement myope de l'oreille gauche...

Quand j'ai mal au cœur, c'est surtout au ventre...

C'est une forme de maladie tellement rare qu'elle n'existe pas.

Mon mari est à lui seul une véritable aberration chromosomique !

Quand j'ai froid, je ressens une grande sensation de chaleur...

Je suis atteinte de psychose purulente...

Comme le Christ, mes ongles se sont incarnés.

Mes migraines, croyez-moi, elles font pas les 35 heures !

Mon abdomen se promène à sa guise dans tout mon corps.

J'ai l'intérieur du crâne tout ridé...

L'amélioration de mon état se dégrade de jour en jour.

Mon appareil urinaire refuse de démarrer à froid.

Mon cœur a les oreillettes qui n'entendent plus...

J'ai tant souffert de cette maladie que j'ai fini par devenir masochiste.

Tous mes disques sont rayés aux vertèbres...

Je crois que mes artères sont bouchées par des gravats...

Je souffre d'acupuncture chronique.

Cet accident vasculaire l'a transformé en vieux légume pourri.

Pour pisser, je ne dispose que d'une vieille vessie qui me vient de mon père.

Les virus ont lancé une OPA sur mon corps.

J'ai un corps étranger dans l'estomac, et ce n'est pas celui de mon mari.

Mes amygdales m'ont été subtilisées pendant mon sommeil...

Mes anticorps n'arrêtent pas de lutter contre mon corps !

Ma femme est couverte de parasites comme elle.

Bizarrement, les effets secondaires ne viennent qu'après...

Comme je n'ai pas assez d'argent pour être tout le temps fourrée chez le médecin, je me fais mes autopsies moi-même.

Ma pomme d'Adam est en forme de poire...

Ma courbe de température est en augmentation de baisse.

Malgré son grand âge, il est aussi bien conservé qu'un squelette.

Mes reins font des calculs trop compliqués pour moi.

Des caillots voguent au fil de l'eau de mon sang.

J'ai la gorge rouge comme de la neige...

Chapitre 2

Les enfants : petits tracas et gros soucis

Les allocs ont rétréci mes enfants de moitié...

Des trois enfants qui me restent, deux sont à l'hôpital et les deux autres ne sont pas bien portants.

Pour mon fils, je n'ai pas bien compris si le docteur a parlé de rubéole ou de vérole...

Ma fille a été trois fois chez le spermatologue et elle a toujours ses boutons sur le visage.

Ce n'est quand même pas de sa faute si mon fils a gentiment prêté ses poux à ses camarades...

Quand Benjamin est absent à l'école, c'est surtout pour cause qu'il n'y va pas...

Ma fille n'arrête pas de faire des maladies infanticides...

Il faudrait que le médecin regarde mes jumelles de plus près...

De mes parents, je n'ai hérité que d'une maladie héréditaire.

Mon fils n'a plus besoin de faire ses besoins depuis des années déjà.

Ma fille est idiote depuis sa naissance et ça vient sûrement du côté de la famille de ma femme.

Mes enfants ont des maladies héréditaires qui ne viennent sûrement pas de leur famille...

Au cours de sport, mon fils est gardien de but et doit se contenter de recevoir tous les ballons en pleine gueule, d'où le fait de toutes ses bosses.

Cet enfant passe des nuits blanches où il lui arrive de dormir plus de 12 heures...

Mes enfants sont tous avariés par la malheureuse hérédité de leur père.

Le dos de ma fille a la maladie du cartable qui pèse trop lourd.

C'est parce qu'il est allergique aux jouets en peluche qu'il a attrapé la myxomatose...

Ma fille a été réglée très tôt, avant même sa naissance, je crois.

À treize ans, mon fils a déjà de l'acné au cerveau...

Pour une toute petite fièvre, la crèche a renvoyé mon bébé à son domicile conjugal.

Il arrive encore à mon fils de faire pipi au lit en classe...

Mon fils est sûrement un attardé mental car il est toujours dans mes jupes même quand je suis en pantalon.

Son frère jumeau est né deux ans plus tard...

Mon fils a du mal à se déplacer car il est handicapé du moteur...

Cet enfant présente depuis l'enfance des signes de dérèglement mental à l'estomac.

À l'échographie, on ne distinguait rien, sinon vaguement la trace d'un enfant.

Quand je lui ai pris sa température, il avait la canicule...

Je dois préciser que mes deux jumeaux ne sont pas du même père...

Il faut dire que mon fils était très jeune quand il est né...

J'attends donc d'avoir fait deux enfants pour en avoir un troisième.

Mon fils a attendu que je mette une moquette neuve pour vomir dessus...

Mon bébé pleure toutes les nuits dans l'intention de me nuire...

Mon lait n'est pas assez riche pour nourrir à la fois mon enfant et mon mari.

Pour son prochain enfant, ma femme aimerait bien avoir enfin un garçon de sexe masculin.

Mes trois enfants sont tous issus de fausses couches...

Avec leur péridurale, je fais passer mes enfants comme des lettres à la poste.

À force de prendre la pilule, j'ai eu des jumeaux...

J'ai été obligée d'accoucher dans la salle à manger pour ne pas déranger mon mari qui dormait dans notre chambre...

À cause du forceps, mon gamin a une tête carrée...

Dois-je donner la pilule à ma fille pour pas qu'elle ait des enfants avec son frère ?

Je ne sais plus quoi faire : mon aîné refile ses boutons à son frère, qui les passe à sa première sœur, puis à l'autre qui transmet à mon cinquième, et ainsi de suite jusqu'à la fin des temps !

Quand mon bébé ne fait pas de rot après le biberon, je le fais à sa place.

Cette démence précoce a commencé fort tard...

Mon bébé est né prématuré à douze mois...

À cause de son plâtre, le pauvre petit est obligé de jouer au foot avec les mains !

Je n'ai jamais réussi à avoir d'enfant malgré mon exceptionnelle fécondité.

Je croyais que c'était de l'aérophagie, comme d'habitude, mais non, en fait j'attendais un bébé.

D'après son QI, cet enfant a une intelligence supérieure à un attardé mental.

Les médecins me répondent qu'ils ne peuvent rien pour ma fille et pourtant elle a un portable greffé sur l'oreille...

À l'école, mon fils a des résultats scolaires comme ceux des enfants qui n'ont pas de cerveaux...

Ma fille adolescente a des poitrines qui lui poussent un peu partout...

Mon fils a des orgasmes nocturnes qui salissent ses draps...

Il paraît qu'on peut choisir le sexe de son bébé si on fait un régime sans sel pendant l'accouchement...

Bien sûr que tous mes enfants sont du même père ! Sauf peut-être deux ou trois, mais pas plus...

Le dernier de mes enfants refusait de sortir pour pouvoir continuer sa vie de fœtus.

Pour se rendre intéressante, ma fille invente des maladies qui ne sont même pas dans le dictionnaire.

Quand mon fils vomit tous ses repas, je me dis que c'est pas la peine de dépenser tant d'argent à lui acheter des bonnes nourritures.

En jouant dans les champs, mon fils s'est fait piquer par un insecte. Une vache, je crois...

La croissance de mon fils a été stoppée dans son envol vers les sommets.

Tous mes enfants sont bien le fruit de mes entrailles...

Quand je rince mes enfants, je fais bien attention à ne pas les tordre.

Je suis victime du baby blues de la femme sans enfant...

J'aimerais bien avoir un troisième enfant, mais mon mari a perdu la main.

N'ayant pas assez de lait, j'allaite grâce à mes seins artificiels.

J'ai perdu mes os deux jours avant d'accoucher.

Le bébé voulait se suicider en s'enroulant le cordon ombilical autour du cou.

Ils ont dû aller chercher le bébé à grands coups de césarienne...

Je suis tout désaccordé des cordes vocales...

Ses otites à répétition l'ont rendu autiste...

J'en suis à ma quarante-deuxième année de grossesse et rien ne se déclenche.

J'ai expulsé mon bébé si fort que la sage-femme se l'est pris dans l'œil.

Mon mari est un père surprotecteur qui se fiche bien de ses enfants !

J'halète moi-même mon enfant...

Quand mon bébé avale ses biberons, je ne sais pas comment les récupérer...

Chapitre 3

Un accident est si vite arrivé...

Dans cet accident, ma femme a eu une brisure des fesses...

Suite à l'accident, j'avais du sang partout sauf dans mes veines.

Mes jambes sont parties d'un côté avec mes skis et le reste de mon corps est parti d'un autre côté.

J'ai été renversée sur un passage piétons par une ambulance qui a reculé pour mieux m'écraser !

C'est en passant la tête au travers de la vitre que je me suis rendu compte qu'elle était sans doute fermée...

Je me suis cassé la jambe en descendant un escalier qui montait.

En coupant du bois, je me suis rentré plein d'écharpes dans les mains.

Je tenais ma blessure d'une main et mon sang de l'autre...

Dans cet accident, ma voiture m'a blessé à grands coups d'airbags...

C'est en sortant la voiture du garage pour m'emmener à l'hôpital que mon mari a eu la maladresse d'écraser son fils contre le mur.

Il a même fallu amputer le casque du motard accidenté...

C'est en coupant un rôti que j'ai vu mes doigts partir avec le plat.

Cet accident absolument dramatique fut heureusement insignifiant.

Elle s'est fracturée la jambe gauche à hauteur de la clavicule.

Je me suis cassé le tibius en ski...

Suite au choc, ma femme et sa voiture n'avaient plus forme humaine.

Je me suis sectionné l'oreille avec ma tondeuse à gazon...

La langue avait été sectionnée au ras des testicules...

C'est en voulant se pendre qu'il a attrapé ce torticolis...

C'est en dormant que je me suis blessée quand je suis tombée de mon lit.

La prothèse du bras s'est détachée et lui a cassé le pied en tombant.

Sa tentative de suicide ayant raté, elle en était morte.

Tombé du troisième étage, l'ouvrier est mort sans une égratignure.

Je suis handicapé à vie pour au moins deux mois.

Monsieur Viande s'était enfoncé un poignard dans la chair...

J'ai déjà raconté en détail les circonstances de cet accident dont je n'ai aucun souvenir...

Sous la douleur, mon mari hurlait comme un rat mort.

Il paraît que les pompiers ont été appelés d'urgence mais qu'ils n'ont pas pu le sauver de son infarctus parce qu'ils étaient venus avec la grande échelle...

Je suis tombé du haut d'un arbre en cueillant des fraises...

Il a reçu un coup de bouteille sur la tête qui lui a ouvert l'artère fémorale.

C'est donc en tombant de mes cabinets que je me suis cassé le col du fémur...

Suite à l'accident, il a fallu amputer tout l'arrière de la voiture.

J'ai glissé sur une crotte de chien malveillante...

Ayant confondu l'accélérateur avec le frein, vous imaginez bien que les choses ne se sont pas passées comme prévu...

J'ai failli me noyer comme une pierre qui dérive au fil de l'eau.

J'ai dû ramasser moi-même tous les morceaux de mon cerveau qui avait giclé partout.

Le pauvre s'est noyé en prenant un bain de bouche...

La victime poussait d'horribles cris silencieux...

Les sauveteurs continuaient de lui faire du bouche-à-bouche alors qu'elle s'était déjà remise debout depuis longtemps.

C'est en me prenant les pieds dans mes jambes que j'ai chuté...

Si je suis tombé de cette échelle, c'est parce que j'ai oublié de m'arrêter en arrivant en haut.

Je passe ma vie à travailler sur des toits, sauf quand je m'écrase par terre comme ce coup-ci...

Le Samu est arrivé immédiatement mais il a fallu l'attendre près d'une heure...

J'ai été renversée par une voiture en stationnement...

Ma femme n'a jamais eu de chance : à Lourdes, elle s'est cassée la jambe en descendant dans la piscine miraculeuse.

Mes doigts ont été entraînés dans l'engrenage qui ne les a malheureusement pas reconnus...

C'est à l'heure de la sieste que j'ai été victime d'un accident du travail.

CHAPITRE 4

Je mange, tu grossis, elles maigrissent

C'est en mangeant du bœuf que ma femme a attrapé une vache folle.

Je suis obèse surtout au niveau des yeux...

Pour vous dire comme je suis constipée, il y a de la poussière sur mes cabinets !

On peut bien sûr se baigner moins de trois heures après un repas si on ne se mouille pas.

Quand je n'ai pas la diarrhée, j'ai la colique...

J'ai bien peur que mes intestins ne mènent plus nulle part...

J'ai la névrose des tripes...

Depuis sa maladie, tous les aliments passent directement de sa bouche à son anus...

J'ai tellement maigri qu'on me voit les poumons à travers la peau !

C'est mon joint de culasse d'estomac qui a lâché...

J'ai le moteur de mon ventre en panne...

J'aime bien vomir parce que ça me donne faim...

Ma femme refuse de se mettre au régime par peur de plus grossir.

Ma femme a beau se peser plusieurs fois par jour, elle ne perd pas un gramme !

Le docteur me conseille de remplacer le beurre par de l'huile d'olive, mais j'ai pas envie d'avoir de l'huile d'olive sur mes tartines du petit-déjeuner !

Il paraît que j'ai les selles trop molles pour être mangées.

Je vous écris pour mon foie qui a mal au ventre...

C'est vrai que je suis un peu corpulente des doigts de pieds...

Je ne digère plus que ce que je ne mange pas...

Quand je mange des flatulences, j'ai des gaz.

Je me fais de la bile à cause de ces vomissements...

J'ai donc déjà fait deux infarctus du foie...

Ma femme souffre d'être obèse comme une vraie truie...

Il suffit qu'un frigidaire me regarde pour que j'aie envie de grossir...

On me dit que je suis trop grosse, mais ce n'est pas de ma faute, c'est juste à cause de problèmes de poids que je grossis !

J'ai une hygiène alimentaire tellement stricte qu'elle m'empêche de me nourrir.

Maigrit-on plus vite si on mange des aliments non comestibles ?

J'ai une alimentation très saine à base de diète...

Ces coupe-faim n'ont aucun effet et en plus ils me coupent l'appétit !

Le malheur c'est que je n'aime que les plats préparés à base de cholestérol...

Ce qu'il me faudrait comme régime, c'est une bonne grève de la faim !

L'obésité est-elle une maladie contagieuse ?

Je pense avec envie à tous ces malheureux d'Afrique qui ont la chance de ne pas grossir parce qu'ils n'ont rien à manger...

Je crois avoir attrapé le virus de la cellulite.

Mon problème de poids a-t-il un rapport avec mes kilos superflus ?

J'ai bien envie de me faire greffer un de ces nouveaux estomacs dont on m'a parlé et qui empêchent de grossir.

J'ai beau boire beaucoup d'eau, ça ne fait maigrir que les bouteilles...

Après avoir trop mangé, j'ai souvent des querelles intestinales.

Pour mon régime, je me fais des salades de glucides...

C'est parce que les médecins me forcent à manger du diabète que je grossis !

Je mange jusqu'à plus soif...

Cette culotte de cheval me donne un air bovin.

J'ai arrêté de prendre du sucre avec mon diabète.

Je rêve d'attraper une bonne anorexie mentale pour perdre quelques kilos...

CHAPITRE 5

Dents qui tombent et vue qui baisse

LES DENTS

Je ne peux plus rien manger car j'ai avalé toutes mes dents...

Si j'ai mal, c'est sans doute que mes dents sont pleines de gencives.

Toutes mes dents se déchaussent comme des pieds...

Il paraît que c'est à cause des bonbons que j'ai du curry dans les dents...

Je n'arrive plus à mâcher mon dentier...

Quand je retire mon dentier, je sens mon cerveau s'affaisser.

Il a fallu me retirer deux molaires très mal placées puisqu'elles empêchaient mon genou de plier.

J'ai des fausses dents partout, même dans la bouche...

Le dentiste me soigne pour plusieurs hémorroïdes aux dents.

Les dents de mon derrière me font horriblement souffrir.

Depuis qu'il m'a raté, j'ai une dent contre ce dentiste...

Je suis frileuse des dents...

Mon fils a toutes les dents gâtées comme lui...

Mes dents se chevauchent tellement qu'il est impossible de les compter...

Quand je souris, on voit toutes mes dents briller par leur absence.

J'ai consulté pour faire un échange standard de ma bouche...

Mon fils est obligé de porter un appareil pour ses dents et ça lui fait un sourire en fer.

Mes molaires ont mangé toutes mes autres dents...

Je détartre mes dents aussi souvent que mes W.C.

J'ai beau me mettre du déodorant plein dans la bouche, j'ai quand même mauvaise haleine.

Mes nouvelles dents sont en véritable émail artificiel.

Les nerfs de mes dents sont reliés directement à la douleur.

LES YEUX

Cet idiot d'ophtalmo ne voit pas plus loin que le bout de ses yeux !

Depuis qu'il est aveugle, mon mari ne veut rien entendre.

C'est quand je n'ai plus rien vu que je me suis rendu compte que je n'étais pas aveugle mais qu'en fait il faisait nuit.

Mon mari est aveugle, ce qui fait qu'il ne peut plus fermer l'œil de la nuit.

Si je peux choisir, je préfère être non-voyant plutôt qu'aveugle...

Quant à mes yeux, il y en a deux qui louchent et un qui ne sert à rien...

J'ai constaté que plus je vois mal, moins ma vision s'améliore.

L'ophtalmo n'a rien décelé au toucher vaginal...

Comme je suis daltonien, je n'arrive pas à distinguer ma droite de ma gauche...

Ses yeux sont prématurément usés jusqu'à la corde.

Suite à cette mauvaise chute, il a fallu me plâtrer les yeux.

Dès que je m'endors, j'ai remarqué que mes paupières se ferment...

Je suis donc borgne des deux yeux...

Vers quarante ans, mes yeux ont pris la décision de ne plus bien voir.

Quand je soulève mes paupières, j'arrive à voir mes yeux...

Pour cause de presbytie, je suis obligée de lire mes livres avec des bras de deux mètres...

Mes lunettes sont trop vieilles pour me permettre d'entendre toutes les conversations.

J'ai eu un décollement de la crétine...

Mes yeux n'ont plus que leur salive pour pleurer...

Dans ce cas précis, l'ophtalmo s'est mis le doigt dans l'œil...

Mes yeux sont tout injectés par un sang rouge mais un peu vert quand même...

Cette petite entorse de l'œil me brouille quand même un peu la vue...

Sans lunettes, je ne distingue même plus les odeurs...

Opérée de la cataracte, j'ai vite retrouvé toutes mes facultés mentales.

Ma cécité n'a pas amélioré ma vue...

Je n'arrive à lire que les lettres qui sont plus grosses que mes yeux.

Mes verres de contact ont été aspirés à l'intérieur de mon crâne...

Je crois que cette canne blanche doit permettre d'améliorer ma vue.

Ces lunettes ont amélioré ma vue, mais pas ma vision.

Mes deux yeux sont de la même couleur différente.

À force de travailler sur des écrans d'ordinateurs, je me suis déréglé le trafic occulaire.

Mon fils bégaie des deux yeux...

Maintenant, j'ai besoin d'une loupe pour trouver mes lunettes !

Mon œil droit arrive bien à regarder mais il n'arrive pas à voir.

Je ne peux plus contrôler mes paupières qui n'arrêtent pas de battre de l'aile.

La forme de mes yeux n'est malheureusement pas assortie à celle de mes orbites.

Dès que je rentre chez l'ophtalmo, je tourne de l'œil...

Quand je ferme les yeux, je trouve que ma vision diminue...

Je boîte légèrement de l'œil gauche...

Je suis obligée de porter des verres incorrigibles...

Ma vue me sert à tout, sauf à voir.

Je vois tout flou avec une netteté impressionnante.

CHAPITRE 6

Tabac et alcool : de si doux fléaux

LE TABAC

Suite au traitement, mon cancer du poumon est parti en fumée...

Le cancer du fumeur, c'est pas réservé qu'aux alcooliques !

Je me suis enflammé tous les doigts de la main à force de fumer trop...

Il paraît que les boyaux de mes poumons sont encrassés par la cigarette...

Il paraît que j'ai des vrais poumons de diesel...

Si je n'ai plus le droit de fumer, je m'en vais mourir à petit feu...

La nicotine m'a jauni tous les doigts des poumons...

À force de trop fumer, je me suis fait une entorse à mes poumons.

Est-il moins dangereux pour la santé de fumer sans allumer la cigarette ?

Ce n'est pas le tabac qui me fait tousser, c'est mes poumons !

L'ALCOOL

Mon mari est depuis longtemps un alcoolique invertébré...

Et moi je suis sûr que mon problème d'alcoolisme ne vient pas de l'alcool !

Je n'ai jamais bu plus que les 80 kilos d'alcool autorisés dans le sang.

À part un peu d'alcoolisme par-ci par-là, je ne bois pas.

Ma femme boit depuis qu'elle a des crises d'envie de boire qui l'obligent à boire toujours plus.

Il paraît que j'ai la cirose de l'eau minérale...

Mon mari boit parce qu'il a un problème : la boisson.

À force de boire comme un trou, mon mari est tombé dedans.

Le Dr Pernot sera absent du 29 juillet au 15 août. S'adresser au Dr Gin.

Chez nous, l'alcoolisme est une bonne vieille tradition familiale.

Ce qui est difficile, ce n'est pas de s'arrêter de boire, c'est de ne pas commencer...

Quand je bois, j'oublie tout, sauf de boire...

Un verre de vin, ça peut pas faire de mal, même si on en prend plusieurs !

Mon défunt mari ne se nourrissait que d'éthylisme...

L'eau d'aujourd'hui est si polluée que l'alcool m'apparaît comme un bienfait de Dieu.

J'ai réussi à me sevrer toute seule en remplaçant l'alcool par du vin.

J'ai une tache de vin sur la joue alors que je ne bois jamais un verre d'alcool...

CHAPITRE 7

Mystères du sexe et de la gynécologie

J'ai eu trois enfants et demi en quatre ans.

Il paraît qu'il y a des femmes qui fantasment sur les gynécologues... Moi, pas ! Je ne vois pas ce qu'il y a d'excitant à se faire enfiler des trucs en fer dans le trou !

Mon mari n'ayant pas été opéré de l'appendicite, il me fait l'amour avec.

Ma fille a du se faire vacciner le vagin pour ne plus avoir d'enfant.

Ma fille est enceinte et pourtant elle est toujours vierge de la tête aux pieds.

Je suis enceinte, surtout du ventre...

Si j'ai mal au vagin, c'est parce que mon mari me frappe tous les soirs avec son gourdin intime...

Mon mari ne veut pas faire l'amour quand il a ses règles...

Le médecin m'a fait trois chorégraphies durant ma grossesse.

J'ai accouché par la méthode Ogino...

Ma femme est stérile de père en fils...

J'ai du avorter dès le lendemain de mon accouchement.

Mon époux n'a toujours pas été remboursé de son opération du clitoris.

Mon mari est rentré en moi et n'en est plus jamais ressorti.

Mon mari est trop gros pour moi. Pas de son corps, mais de son organe.

Suite au traumatisme, j'ai encore la vulve en rodage...

Ma femme s'est coupé le vagin en préparant un pot-au-feu...

Question sexualité, il faut que mon mari passe des heures à me décongeler...

Pour mon accouchement, c'est moi qui ai dû tout faire toute seule. Le médecin, il se contentait de me regarder en disant : « Poussez, poussez ! » J'aurais voulu le voir à ma place...

J'ai arrêté de prendre la pilule quand j'ai compris que pas un homme ne voulait de moi...

Est-ce parce que je suis stérile que je n'ai que des garçons ?

Mon petit dernier a attrapé la vérole en couchant avec sa sœur.

Mon mari a sa rigidité toute molle...

Dès mon enfance, je n'ai pas arrêtée de souffrir de ménopauses à répétition.

Depuis qu'il prend du Viagra, mon mari a des petites émotions pour moi...

C'est mon mari qui me fait mes enfants lui-même malgré notre absence totale de sexualité.

Ma fille est vierge comme une effarouchée...

Je connais même une femme qui a eu des quintriplés...

Mon mari m'a parlé du point G mais il n'est même pas capable de savoir comment y aller !

Mon enfant est né prématuré à neuf mois et quelque...

Je contrôle mon érection beaucoup mieux que mon éjaculation.

Ma femme dit qu'elle est frigide des organes intérieurs et qu'il n'y a rien à faire...

J'ai accouché six fois et à chaque fois j'ai eu la surprise d'avoir un enfant.

J'ai une cloque au ventre qui me fait penser que je suis enceinte.

Mon mari a la ménopause des hommes...

Je me suis fait quatre gynécologues en deux mois...

Je suis enceinte de la tête aux pieds...

Touché aux testicules, mon garçon risque de ne pas pouvoir accoucher...

Mon mari a sa chasteté qui le démange...

Le traitement de ma stérilité n'avance pas car je suis prise en sandwich par deux médecins.

On a trouvé plein de virginités dans ma fille...

Je tiens ma frigidité de mon père qui a toujours été impuissant.*

** Une lectrice de* Elle, *citée par Marcelle Ségal,* Mon métier : le courrier du cœur *(éditions Flore).*

Suite à ce rapport sexuel, j'ai attrapé une maladie vénérable...

Quand il a vu que j'étais enceinte, mon mari a essayé de me vider.

Je n'aime pas que mon gynécologue s'amuse avec mes ovaires...

J'ai accepté la sodomie et je ne vois pas comment faire marche arrière...

Ma fille est si nerveuse qu'elle va bien finir par nous faire une grossesse du même nom.

Je suis victime de bouffées de vapeur de femme en chaleur.

Mon mari a le col qui se dilate...

À chaque fois que j'ai mes règles, j'ai des pertes et profits...

Mes règles mensuelles ont lieu une fois par an.

On m'a retiré un testicule, ce qui n'a altéré en rien mes facultés intellectuelles.

Ma fille est aussi vierge qu'un casier judiciaire...

À chacune de mes règles, je perds au moins 50 litres de sang !

Mes testicules vont et viennent sans faire attention à moi...

Ils pensent que j'ai un cancer du thé russe...

Grâce à sa couleur bleue, on est sûr que le Viagra est fait que pour les garçons.

On dit que la vérole est une maladie qui a disparu mais ma femme est là pour prouver le contraire !

Mon col se dilate comme une rate...

Il paraît que ce n'est pas très bon de porter des collants parce que ça empêche d'attraper une grossesse...

Mon mari ne connaît que la position du missionnaire et pourtant il n'a jamais été croyant...

J'ai bien trop de pudeur pour laisser mon mari toucher à mon anatomie.

Ma poitrine ne plaît pas à mon compagnon et il a décidé de me la refaire lui-même.

J'ai eu deux vasectomies à la gorge en moins de six mois !

Mon mari est un obsédé sexuel, maladie qu'il tient de sa mère...

Il paraît qu'il n'y a qu'un seul spermatozoïde sur plusieurs millions qui rend enceinte... Y a-t-il un moyen de le reconnaître ?

Est-il normal d'avoir tellement de libido que ça finit par déborder ?

N'ayant reçu aucune éducation sexuelle, j'ai dû apprendre sur le tas...

Les dernières érections de mon mari remontent à sa petite enfance...

Mes organes intimes ont entamé une inexorable descente...

Mon mari est tellement gros qu'il doit chercher son pénis partout quand il en a besoin !

Mon mari n'a plus qu'un testicule, ce qui ne l'empêche pas de crier toute la journée !

Mon gynécologue a eu la gentillesse de me faire l'échographie par téléphone pour ne pas me déranger.

Devient-on obligatoirement transsexuel quand on se fait retirer la prostate ?

Je me suis mélangée les pieds dans mon stérilet...

Mon mari n'hésite pas à me faire l'amour à chaque fois qu'il en a envie, mais il n'a jamais envie.

Depuis que j'ai accouché, je n'ai plus d'érection...

Mon mari a les bourses grosses comme des ballons de rugby, et pourtant je peux vous dire qu'il est bien trop fainéant pour faire du sport !

La contraception, mon mari ne veut pas en entendre parler et pourtant il est impuissant.

J'ai une éruption de zones érogènes sur tout le corps...

Ma femme a arrêté le Viagra pour pouvoir tomber enceinte.

Mon mari prétend que je suis nymphomane, mais les examens n'ont rien montré...

J'ai un trou dans mon vagin : est-ce normal ?

Question sexe, mon mari n'a jamais été très pénétrant...

Je bénéficie d'un clitoris sur mon derrière...

J'ai surpris mon mari en train de faire l'amour avec sa main.

Le psychiatre a fini par me guérir de ma frigidité en couchant avec moi.

Je ne trompe pas vraiment ma femme puisque je fais ça en dehors de la maison.

QUAND LES JOURNAUX ENFILENT DES PERLES...

Une femme épanouie sexuellement est beaucoup plus ouverte.

R.T.L.

Une ablation des testicules a été effectuée par erreur, le 13 octobre, au département d'urologie de l'hôpital général de Vienne. [...] Au moment de l'intervention, le malheureux portait, comme tous les patients, un bracelet avec l'inscription de son nom mais celui-ci était identique à celui d'un autre patient...

France-Soir

J'ai entendu parler d'une femme qui a fait l'amour pendant son accouchement, entre deux contractions.

Canal+

Un homme est resté, dans la nuit de samedi à dimanche, à Briec-de-l'Odet (Finistère), les doigts coincés, pendant quatre heures, dans un distributeur de préservatifs.

L'Yonne républicaine

36% : c'est le nombre de femmes américaines qui se disent soulagées de leur migraine par un orgasme.

Elle

Inventé par un chercheur italien, Mario Deputti, ce préservatif contient une minuscule "puce" électronique programmée, qui peut jouer "O Sole Mio" ou toute autre chanson romantique.

Dépêche de l'Agence France-Presse

En volant férocement un baiser à sa fiancée qui ne voulait plus le voir, il lui a arraché la lèvre inférieure.

L'Humanité

Une banque de sperme en liquidation judiciaire.

Le Monde

L'appauvrissement de votre touffe indique qu'elle est maintenant trop âgée.

Mon Jardin et Ma Maison

« À la suite d'un traitement mal dosé, mon mari a eu une érection pendant quatre heures. J'ai eu très peur », dit Rose.

France-Dimanche

En Angleterre, le gagnant d'une tombola organisée dans une école a eu la surprise de gagner un bon de réduction d'environ 700 francs à valoir sur une... vasectomie (une opération de stérilisation masculine) offerte par un médecin local !

Le Nouveau Détective

Clitoris : si on en croit les sexologues, au moins 10% des femmes ignorent jusqu'à son existence.

Vital

Toutes les conditions sont réunies pour favoriser la proliférations des vulves.

Le Télégramme de Brest

Le sperme a parlé.

France-Soir

La coquine a été surprise dans une voiture, sur une aire de parking, penchée sur les genoux du conducteur, la bouche pleine. Arrêtée pour attentat à la pudeur, elle plaide non coupable, affirmant qu'elle ne faisait que masser... le pancréas de son ami.

20 Ans

Une paysanne chinoise a tranché le pénis de son mari durant son sommeil, croyant qu'un autre membre plus performant allait pousser à la place.

L'Humanité

Un inséminateur se fait voler ses instruments de travail.

L'Union de Reims

À chaque fois, l'acte sexuel lui causait d'effroyables douleurs. Aussi cet Allemand de 49 ans dût-il renoncer pendant quatre ans à faire l'amour. Avant que les médecins ne découvrent l'origine de ses souffrances : une aiguille chirurgicale de 2,5 cm avait été oubliée dans son corps après une opération de la vésicule biliaire...

Dépêche de l'Agence France-Presse

Le 6 août, toute la journée, les artistes amateurs et professionnels se donneront rendez-vous sur le thème : "Le sida ne passera pas par Montcuq".

La Dépêche

Il abusait de la puissance de son sexe pour battre sa femme qui finit par être hospitalisée.

Combat

Dans notre précédent numéro, nous avons annoncé la pénible affaire du sexe féminin décédé à l'hôpital des suites de fractures diverses.

L'Est Républicain

CHAPITRE 8

Médecins, infirmières, hôpitaux et cliniques

Le médecin m'a pressé comme un citron pour me faire gicler...

Pour souffrir moins, est-il possible de faire des piqûres sans aiguilles ?

Les médecins sont rentrés à plusieurs dans mes intestins pour me prendre des photos de mon dedans.

Si vous voulez me rendre mon mari pour qu'il crève chez moi, vous pouvez le garder !

Avant de me laisser quitter l'hôpital, le médecin a pris la précaution de me faire une autopsie.

Pour me guérir, il a fallu me vider de tous mes organes vitaux.

J'ai fait plein d'examens sanguinaires mais le laboratoire n'a rien trouvé.

Les médecins ont fini par me guérir à grands coups de promesses de rétablissement.

Est-il normal qu'un médecin me mette le doigt dans les fesses pour une grosse angine ?

Je préfère que mon mari soit soigné par mes mains que par les mains vicieuses de jolies infirmières.

Tous ces examens ont été fait à l'Institut pasteurisé.

J'étais condamnée et il n'y a pas eu de miracle : j'ai été sauvée.

Le médecin m'a menti en me disant toute la vérité !

Ma femme n'a que soixante ans, mais depuis son opération elle en fait bien le triple !

L'examen a montré que son véhicule bilaire est tout détraqué.

La cicatrice de mon opération est tellement grande qu'on la voit à des kilomètres à la ronde.

Même les ventouses n'ont rien fait pour cette sérieuse entorse...

J'ai été recousu par une infirmière qui n'y connaissait rien en couture !

Pour mes douleurs d'estomac, j'ai consulté un ventrologue réputé...

C'est en me faisant tomber du brancard que les infirmiers m'ont cassé le dernier membre qui était encore valide.

Suite aux hémorroïdes, ils m'ont fait un triple pontage de l'anus.

Ils parlent de me couper la jambe à hauteur de l'orteil gauche.

J'irai me faire soigner à l'hôpital le jour où la bouffe sera meilleure !

Les piqûres, ça ne marche plus sur moi depuis qu'ils m'ont enlevé toute la peau.

Je ne vais quand même pas payer pour un hôpital où on meurt...

Le chauffeur de l'ambulance roulait comme un malade...

Ils ont dit que j'étais ivre en arrivant aux urgences, mais c'est pas vrai : j'étais juste un peu bourré !

J'ai bien trop peur d'être enfermée toute seule dans un scanner avec un médecin !

À cause de ce long bagot, j'ai été arrêté huit jours.

Elle souffre d'une maladie incurable que les médecins ne désespèrent pas de guérir.

Le chirurgien a dû m'endormir pour mieux m'engrosser...

C'est le docteur Al Zeimer lui-même qui a soigné mon pauvre mari...

Le scanner a bien montré que je n'ai plus de cerveau...

Quand mon psychiatre a voulu m'opérer, j'ai compris qu'il était fou...

La doctoresse m'a regardé dedans avec ses doigts...

Si la médecine n'inventait pas tout le temps de nouvelles maladies, il y aurait moins de morts !

Cinq photocopies des poumons, ils m'ont fait et ils ne sont même pas capables de me dire ce que j'ai !

C'est un vétérinaire qui a toujours soigné toute ma famille, même les animaux...

Vous, dans votre hôpital, vous ne pensez qu'à remplir le cimetière !

Ne lui dites pas, mais le psychiatre qui me soigne est complètement fou !

Quand les médecins sont trop vieux, il faudrait les piquer !

Sur l'ambulance qui m'a transporté, il y avait une croix, comme pour un cimetière.

Le chirurgien m'a fait des trous partout dans la jambe avec sa perceuse.

On parle même de l'amputer de toutes ses cages thoraciques...

Je garde le lit avec mon médecin qui n'arrête pas de prendre ma température.

Il a donc fallu que mon fils soit très pané...

Mon mari n'est toujours pas guéri et pourtant il a choisi le cancer le plus cher à soigner...

Comment pouvez-vous dire que je n'ai pas été blessée alors que vous n'avez même pas étudié mes trous ?!

Ils m'ont transpercé de part en part avec leur perfusion...

L'examen n'a rien donné et pourtant je ne l'ai pas fait...

J'ai été pénétrée par tous les médecins de la ville...

Je n'arrête pas de passer de la pommade sur tous les porcs de ma peau...

C'est en étudiant mes réflexes avec son petit marteau que le médecin s'est pris mon genou dans la mâchoire.

Appelé d'urgence, le médecin a diagnostiqué une bonne santé.

Quand ils m'ont changé mon sang, je suis sûre qu'ils ont oublié de le remplacer...

Je refuse de payer pour une chambre à deux lits alors que je n'ai qu'une seule maladie !

Je suis persuadé que le chirurgien a oublié tous ses outils dans mon estomac !

Le kiné m'a greffé deux béquilles...

Suite à l'accident, ma voiture et moi on est devenus des épaves irréparables.

Le résultat de mes examens est un bilan globalement séropositif...

En voulant me tourner dans le lit, j'ai arraché le goutte-à-goutte dont la bouteille m'est tombée sur le nez qu'elle a cassé.

Les repas de la clinique sont aussi dégueulasse que la maladie que j'ai !

Je ne supporte les piqûres que quand on ne m'en fait pas !

Dans notre village, il y a plus de maladies que de médecins...

Je n'ai été soignée que par un interné en médecine...

Pour ma polio, ils m'ont dit de ne pas m'inquiéter et que ça passerait avec mon décès...

Pour mon autopsie, ils ne m'ont même pas fait une anesthésie générale...

Depuis que les médecins m'ont interdit de conduire ma voiture, je ne dépasse plus les limites de vitesse.

Les infirmières sont bien gentilles mais elles ne sont même pas françaises et me font des piqûres étrangères.

On a même parlé de m'amputer du tronc...

Pour m'opérer, ils m'ont rasé tous mes poils et je ressemble donc à une fille...

En m'annonçant cette nouvelle, le médecin m'a souri gentiment d'un air diabolique.

Depuis qu'elle a subi l'ablation de la tête, ma femme perd tout le temps l'équilibre.

Son cadavre respirait à peine quand elle arriva aux urgences.

Mon docteur est un généraliste en spécialités...

Ce soi-disant interne est un incapable qui a dû apprendre la médecine par correspondance...

Le médecin m'a montré mes radios, mais je n'ai rien compris car elles sont en noir et blanc.

Les infirmières passent leurs journées à me remplir de sérum psychologique.

Pour ma brûlure, le médecin n'y a vu que du feu...

Le médecin m'a pris la tension et son appareil a indiqué zéro.

C'est un spécialiste qui m'a soigné par des injections d'acupuncture.

Le chirurgien portait une grande blouse blanche de couleur verte.

Quand il est mort, notre médecin de famille a perdu une bonne partie de sa clientèle.

L'anesthésiste avait l'air complètement endormi...

J'ai été disséqué par un des trois toubibs de l'hôpital.

Ils m'ont fait l'ablation de cette angine en deux petits coups de bistouri.

Si on ne peut même plus choisir ses maladies, ce n'est pas la peine de se payer des médecins !

Un triple pontage sur trois ne réussit qu'une fois sur deux.

Quand ils m'ont opéré, quelle ne fut pas la surprise des médecins de découvrir que j'avais non seulement des intestins mais aussi des boyaux !

Ils lui ont amputé les deux pieds des bras...

Leurs massages me font surtout du bien quand ils arrêtent de m'en faire.

Je me suis endormi en sursaut sous le coup de l'anesthésie.

On m'a dit que certains malades n'étaient jamais ressortis du scanner...

Je me suis fait charcuter par un vrai boucher !

Le chirurgien avait oublié une infirmière dans le ventre du patient...

Le chirurgien m'a fait un lifting des intestins...

Ils m'ont mis un anus flambant neuf...

Ils m'ont mis un anus artificiel dans la bouche...

Avec leur transfusion, je suis certain qu'ils en ont profité pour me refiler du sang de quelqu'un que j'aime pas...

Je suis enfin sur la voie d'une guérison incurable...

Est-ce parce que je suis malade que mes radios sont floues ?

J'hésite toujours à me mettre nue devant mon médecin, surtout s'il est nu lui aussi...

J'ai été endormi par euthanasie locale...

La coupure était si profonde qu'il a fallu coudre les agrafes avec du fil.

Pour mon rein, les médecins envisagent d'enlever l'ablation.

La garde de nuit ne m'avait pas prévenu qu'elle ne travaillait que le jour !

L'analyse d'urine n'a rien révélé d'autre que du pipi...

En coulant, mon pus pue...

En me retirant le pansement, l'aide-soignante m'a arraché plusieurs mètres carrés de peau !

Les pompiers ont regroupé tous les bouts de mon corps pour en faire un cadavre présentable.

Mes doigts fonctionnent normalement malgré l'amputation de ma main.

On m'a greffé le corps d'un autre...

Les progrès de la science, vous pensez bien que les médecins se les gardent pour se soigner entre eux !

Ici, les infirmières sont aussi nulles que dans le sketch des « Inconnus » !

Ses médecins n'arrêtent pas de lui faire des autopsies, mais ils ne trouvent jamais rien !

La maison de retraite nous l'a refusée pour cause de vieillesse.

Mon toubib ne se déplace à domicile que chez lui...

Il était brûlé au deuxième degré malgré le froid...

Si je meurs, je porterai plainte contre ce médecin !

QUAND LES JOURNAUX ENFILENT DES PERLES...

**Dr Wilfrid Désir
Médecine interne
sur rendez-vous.**

France-Amérique

Au cours d'une intervention chirurgicale à Nantes, le bistouri flambe, le malade s'éteint.

Le Havre Libre

Il a subi pour la deuxième fois l'amputation de la jambe droite...

L'Auvergnat de Paris

Les médecins ont également réussi à éviter l'amputation au-dessus du genou de l'autre jambe du blessé, ce qui permettra d'y adapter un œil artificiel.

Le Journal de Montréal

Atteint d'un traumatisme crânien à la cheville gauche...

Le Dauphiné libéré

En Norvège, le médecin goûte les analyses d'urine et en propose au patient.

France 3

Le cancer est en effet une splendide maladie, surtout quand il frappe les enfants.

L'Événement du Jeudi

Lorsqu'il se rendit compte, au milieu de l'opération, qu'il coupait la jambe gauche de son patient au lieu de la jambe droite, il était trop tard et le Dr Rolando Sanchez ne put que terminer son œuvre. [...] La fâcheuse méprise n'a naturellement pas empêché le pauvre homme d'être amputé de la jambe droite un peu plus tard.

France-Soir

En pleine intervention, deux médecins s'empoignent et se battent devant leur patiente...

Le Progrès

L'infirmière se remplit plus vite qu'elle ne se vide.

Sud-Ouest

Craignant une fracture de la mâchoire, le docteur dut lui recoudre la paupière de l'œil droit.

Ouest-France

Quelques jours auparavant, on avait dû lui faire sept points de soudure au bras droit.

Les Dernières Nouvelles d'Alsace

CHAPITRE 9

Médicaments, potions et remèdes

Trouvez-vous normal que la notice du médicament nous dise qu'il faut se rentrer un suppositoire dans les fesses toutes les cinq minutes pendant un mois ?

Ces calmants ont le don de m'énerver...

Vos médicaments, c'est arsenic et vieilles dentelles !

J'ai fait l'erreur de confondre les suppositoires avec des bonbons...

Même les yeux fermés, je n'arrive jamais à lire vos ordonnances !

J'arrive à sucer mais pas à avaler (je parle de vos comprimés)...

Ces somnifères ont le grave inconvénient de m'endormir un peu quand je m'allonge.

Les vitamines que je prends le matin me font vibrer les fesses jusqu'au soir.

Comme vous me l'avez conseillé, j'avale tous les suppositoires avec un grand verre d'eau.

Ce laxatif a eu l'effet escompté : je suis enceinte...

Elle a tenté de se suicider en avalant un comprimé d'aspirine...

À cause de vos vitamines, j'ai le membre en folie...

Je prends des vitamines à tire l'haricot...

Je me suis donc fait un pansement avec ce sirop...

Pouvez-vous me dire si je dois prendre cette pilule avant ou après l'avoir prise ?

J'ai remplacé vos antibiotiques par de l'huile de foie de morue et depuis je suis guérie.

Dès que j'ai un petit bobo, je prends des antibiotiques : si ça ne fait pas de mal, c'est que ça ne peut faire que du bien !

Les antibiotiques eurent pour effet de ne pas en avoir...

Mon pharmacien n'a rien voulu entendre quand je lui ai expliqué la combine pour toucher le double de la moitié...

Le médecin m'a dopé avec des somnifères.

On m'a donné des anxionitriques pour mes angoisses...

Quand la boîte est vide, faut-il arrêter de prendre les comprimés ?

Mon pharmacien est asiatique et vend donc des préservatifs beaucoup trop petits pour nous les Français.

Pour ce médicament, j'ai pourtant lu la notice d'une oreille attentive...

Toute mon anatomie est ruinée par ce médicament...

J'ai avalé par erreur la notice du médicament que vous m'avez prescrit.

Pour mieux respirer, je bois de l'eau oxygénée.

J'ai arrêté l'aspirine parce que ce n'est qu'un médicament de pauvre...

L'infirmière me remplit à grandes pelletées d'antibiotiques...

Ces anti-inflammatoires m'ont mise en feu...

J'ai lu en détail votre ordonnance illisible...

J'avale mes intraveineuses avec un grand verre d'eau...

Les médicaments génériques ne contiennent pas de guérison : c'est pour ça qu'ils sont réservés aux pauvres.

Comme je ne m'y retrouve plus dans toutes ces boîtes de médicaments, j'avale tout au petit bonheur la chance.

Heureusement, ce poison à haute dose était parfaitement inoffensif...

QUAND LES JOURNAUX ENFILENT DES PERLES...

Usine de suppositoires recherche pilote d'essai.

La Tribune

Les médicaments tuent quinze mille Français par an.

France-Soir

Il tente de se suicider à l'aide de barbituriques pris en se plantant un couteau dans la poitrine.

L'Est Républicain

On consomme moins mais mieux. – Il y a trente ans, un adulte consommait 160 litres de vin par jour...

Vaucluse Matin

Des tubes de vaseline à usage sexuel, du fil dentaire et du liquide pour nettoyer les lentilles de contact figuraient parmi les dons, envoyés par les organisations américaines, pour venir en aide aux victimes du tremblement de terre qui a eu lieu en Inde...

L'Humanité

Chapitre 10

La Sécurité sociale, sa vie, son œuvre

Serai-je quand même remboursé en cas de non-maladie ?

La Sécu ne fait que m'additionner de l'argent en moins !

Si la Sécu veut que je guérisse, elle a qu'à me donner plus d'argent...

L'expert de la sécurité sociale m'a classé comme épave...

Dois-je vous rappeler que j'ai été malade pendant un mois, c'est-à-dire 2 fois 15 semaines...

Les accidents du travail, c'est réservé aux riches qui ne foutent rien de la journée !

En vidant les bistrots, vous pourriez remplir le trou de la Sécu !

J'en ai plus que marre de me faire des queues aux guichets de la Sécu !

Avec vous, à la Sécu, quand on est mort, on n'en finit pas de remplir des papiers !

Mon mari est né de mère inconnue...

Ma surdité dont je souffre depuis vingt ans m'empêche de répondre à vos lettres...

Avec toutes mes maladies, je vais finir moi aussi par tomber dans le trou de la Sécu !

Vous voudrez bien noter que je compte tomber malade d'ici cinq à six mois si ma santé me le permet.

Je suis invalide presque à 100 % et c'est pour ça que je ne peux pas vous écrire cette lettre que je vous envoie...

Est-ce que l'assurance rembourse pour un dégât des os ?

Il paraît que la Sécu rachète assez cher la graisse qu'on se fait enlever lors des liftings...

Est-ce que le pastis fait partie des accidents remboursés par la Sécurité sociale ?

Ça ne sert à rien de guérir si on n'est même pas remboursé !

Pourquoi ma fille n'a-t-elle pas le droit de jouir à la Sécu comme tout le monde ?

C'est en remplissant les papiers pour la Sécurité sociale que mon mari s'est cassé la jambe...

Je précise qu'en plus d'être ma femme, la mère de mes enfants est aussi mon épouse.

Pour vous, à la Sécu, les jours fériés c'est 24 heures sur 24 toute l'année !

J'ai décidé d'arrêter d'être malade puisque vous ne remboursez plus à 100 % ...

Pensez-vous que quelqu'un pourrait coucher avec ma mère jour et nuit ?

Si la Sécu ne veut pas répondre à mes lettres, dites-le, j'irai écrire ailleurs !

C'est alors que vous m'avez viré de votre caisse comme un chien...

Merci d'excuser l'absence de ma fille mais elle était sous le docteur...

Pardonnez mon écriture un peu tremblante mais j'ai une extinction de voix.

Même la Sécu refuse de m'écrire à mon domicile de SDF...

Le médecin du travail est trop nul pour me donner les maladies auxquelles j'ai droit !

Pouvez-vous me dire s'il y a des maladies qui rapportent plus que d'autres ?

Les allocations ne me donnent plus assez d'argent pour remplir entièrement la bouche de mes enfants.

C'est quand même grâce à nos impôts que vous pouvez nous donner toutes ces maladies qui coûtent la peau des fesses !

C'est au nom de mon bras dans le plâtre que je vous implore...

C'est quand j'ai sauté d'une tranche que j'ai réussi à toucher le plafond.

Vous ne m'avez toujours pas remboursé mes dents qui finissent par avoir mal d'attendre si longtemps !

J'ai pourtant remis à mon employeur un certificat médical plusieurs semaines avant de tomber vraiment malade...

Je ne pourrai bientôt plus cotiser, vu que la courbe de mes revenus ne cesse de monter vers le bas.

Ai-je le droit de tomber malade même si je ne cotise pas ?

Votre formulaire a des cases trop petites pour que je le remplisse avec tous les mots de mon nom...

J'ai crevé l'abcès toute seule avec mes ongles pour faire des économies de Sécurité sociale.

J'ai donc dû mentir à la Sécurité sociale pour lui dire la vérité.

Amputé des deux jambes, je cours après l'argent...

Pourquoi arrêtez-vous de ne plus donner d'argent à mon mari qui est mort ?

J'ai subi un sérieux préjudice moral à mon pied gauche...

Le gouvernement a supprimé les dispensaires mais il a oublié de supprimer les maladies.

Mes enfants veulent me mettre à l'hospice pour me faire devenir vieux.

Ce n'est pas parce que je suis sourd que vous n'entendrez pas parler de moi !

J'ai beau chercher, je ne vois pas quelle maladie je pourrais attraper pour diminuer mes cotisations.

Pour l'assurance, à combien d'accidents mortels a-t-on le droit chaque année ?

Étant dans le coma depuis vingt ans, je n'ai pu répondre à tous vos courriers...

Si vous arrêtez de me rembourser, je n'aurais plus que mes deux jambes pour pleurer !

J'ai décidé de changer de médecin pour pouvoir bénéficier de nouvelles maladies.

Les médecins n'ayant jamais trouvé ce que j'ai, j'ai décidé d'arrêter d'être malade.

Pour l'accident, ce n'est quand même pas de ma faute si je suis dans mon tort !

Mon mari est bien trop sourd pour remplir vos formulaires...

Les chiffres utilisés par la Sécu ne sont pas les mêmes que ceux du peuple !

Je ne suis qu'un pauvre chômeur en arrêt de travail...

D'après vos calculs, je ne peux donc jouir ni de ma femme ni de sa retraite...

Si le décès de mon mari est de courte durée, ma situation risque-t-elle de changer ?

Chapitre 11

Regrets éternels !

Mon mari a poussé un grand *ouf* quand il est mort. Moi aussi.

Je vous écris pour vous annoncer ma mort accidentelle...

Mon fils n'a pas pu se déplacer car il était obligé d'assister à mon enterrement...

Depuis sa mort, il ne me reste rien de mon mari, sinon mon veuvage.

Le pauvre, il est mort sans avoir le temps de finir son verre...

Il est décédé suite à un accident sans gravité...

Mon mari est mort comme il a vécu, bêtement...

Mon mari ne nous a pas laissé un sou et en plus on m'a obligée à l'enterrer après sa mort !

La mort de mon premier mari m'avait rapporté plus qu'avec celui-là...

À cause des trois jours fériés, ma femme a préféré attendre un peu pour mourir.

Sa mort a fait des envieux dans toute sa famille.

J'ai retrouvé mon mari tout durci dans les frigidaires de la clinique.

Si mon épouse n'avait pas eu la mauvaise idée de décéder un jour férié, on aurait gagné du temps pour l'enterrement.

Il est mort de sa belle mort, dans des douleurs atroces...

Ce brave homme a eu une mort très douce avec tous ses enfants dans ses pauvres mains.

À part le décès de mon mari et de mes deux enfants, tout va très bien !

Les services de la morgue étant fermés la nuit, il attendit le matin pour décéder.

Quand je voulus quitter la chambre, le cadavre de ma femme me dit une dernière fois au revoir.

Au service des urgences, ce sont les morts qui font le plus de raffut pour être servis les premiers !

Mon mari est mort noyé comme un poisson...

À mon réveil, j'ai bien été obligée de constater que j'étais complètement morte...

Mon mari n'a pas attendu l'autorisation du médecin pour mourir.

Sa mort n'en reste pas moins provisoire...

Mon mari est décédé et pourtant il n'en demandait pas tant...

Il est mort en quelques heures d'une longue maladie...

Grâce à sa mort, on put constater son décès.

L'enquête sur son décès est au point mort.

Il est décédé de mort naturelle, lâchement assassiné pendant son sommeil.

Mon épouse est donc décédée mortellement la semaine dernière.

Malgré ses cris, on sentait bien qu'il était déjà mort...

Il a été victime d'une mort très difficile à soigner.

Il s'agit là d'une forme de décès très bénigne...

Ma femme et moi vivons en parfaite harmonie depuis qu'elle est morte.

Sa mort a bien failli lui coûter la vie...

Entre sa mort et son décès, il ne s'est pas passé cinq minutes.

Je suis démunie car mon mari a emporté toutes ses maladies avec lui dans la tombe.

Ma femme s'est éteinte paisiblement dans d'horribles souffrances.

En mettant fin à ses souffrances, sa mort a malheureusement aussi mis fin à sa vie.

Tout finit donc pour le mieux par le décès du patient...

Son mari est mort en râlant, comme d'habitude...

L'homme est mort noyé à petit feu...

Mon mari est en effet mort, mais il a agi seul...

Quand on donne son corps à la science, il paraît qu'ils en font du pâté pour les chiens...

L'opération ayant réussi, on l'envoya se réveiller à la morgue.

Les internes étant en grève, mon mari n'a pas pu mourir le jour souhaité.

On a beau dire, la mort c'est quand même un peu de vie en moins...

QUAND LES JOURNAUX ENFILENT DES PERLES...

Le cadavre de M. X... a été trouvé mort lundi...

Le Monde

Deux mille vacanciers meurent, chaque été, sur les routes de France. Pourquoi pas vous ?

L'Éveil de Lisieux

Cent sept morts, dont 287 grièvement...

Le Midi Libre

Un marronnier s'écroule en plein cimetière. La chute a endommagé plusieurs sépultures. Fort heureusement, il n'y avait personne en dessous.

L'Est Républicain

Bientôt la fête des mères ! Grand choix en plaques granit et céramique. Bouquets, gerbes, couronnes... À votre service pour enterrements, transport de corps...

Les Dernières Nouvelles d'Alsace

Les aveugles voient leur quotient familial augmenté d'une demie part.

La Dépêche

Vends cause décès une faucheuse.

Le 09

Les pompiers retrouvent très peu de noyés encore vivants.

L'Est Républicain

Caveau libre de suite cause départ...

L'Hebdo-Basque

... un jeune employé aux pompes funèbres locales, apprécié dans le pays pour l'efficacité de son travail au noir.

Le Figaro

... le diagnostic ne sera porté formellement qu'après autopsie. L'état de la malade s'est par la suite fortement détérioré.

Le Quotidien du médecin

Vends pierre tombale d'occasion.

Vierzon Annonces

Comment vivent ceux qui ont perdu la vie ?

France-Guyane

Un parachutiste a trouvé la mort en Haute-Loire, après que sa voiture eut refusé de s'ouvrir.

L'Aisne nouvelle

C'est après une pénible maladie qu'à l'hôpital Pasteur il rendit un dernier souper...

L'Alsace

Bientôt un crématorium à Pamiers. L'association crématiste ariégeoise a tenu son assemblée générale à l'hôtel-grill.

La Dépêche du Midi

Un australien de 72 ans est resté bloqué au moins cinq jours dans le lit conjugal par les 114 kilos de sa femme, morte pendant son sommeil.

V.S.D.

Une vieille dame décédée avait été reconnue à tort par son époux trop ému pour bien la regarder, puis enterrée. Sa famille a dû l'exhumer et la ramener à la morgue, pour l'échanger avec le vrai cadavre.

Le Parisien

Il n'a pas fallu moins de vingt pompiers et une grue pour transporter la dépouille de l'homme le plus gros d'Égypte. Il pesait 450 kilos !

France-Soir

Finis les morts-vivants. En 1980, Pierre Trois a inventé un cercueil à éjection automatique. Par un système astucieux, le corps du défunt est relié à un levier. Et au moindre mouvement un système d'alarme se déclenche. Au cas où...

Réponse à tout

Un an après, les cadavres ont parlé.

Le Parisien

... le soir de Noël, un adolescent qui rentrait à pied était déjà mort.

La Voix du Nord

Les réjouissances ont d'abord débuté par un dépôt de gerbes au monument aux morts.

Ouest-France

Trois sœurs déprimées à l'idée de ne pouvoir se marier se sont suicidées en buvant de l'insecticide.

France-Soir

Il se tue après un accident mortel.

France-Soir

L'hôpital d'Orléans laisse mourir des malades « sans intérêt ». Ils étaient « vieux et mal portants », avoue un chirurgien.

Le Canard enchaîné

Les obsèques religieuses auront lieu [...] en l'église de JOUY, où l'on se réunira, suivies de l'inhumation au cimetière de BRANSLES.

L'Yonne Républicaine

Un cadavre sans tête. – Il faudra attendre les résultats de l'autopsie pour être fixé sur le sexe de la victime.

Le soir de Marseille

La négociation entre les croque-morts et les autorités est au point mort.

Le Progrès de Lyon

Depuis son décès, l'hospitalisé se porte nettement mieux.

Paris-Jour

Le décès est généralement assimilé à une invalidité à 100 %

Mémento pratique du fonctionnaire (FEN)

Hier matin, on a découvert dans le Scorff le cadavre d'une octogénaire. Elle ne semblait pas en possession de toutes ses facultés mentales.

Ouest-France

On approchait la bière : « J'ai soif », dit la morte en se levant.

La Dépêche du Midi

Cinq morts à Paris dans un accident sans gravité...

Nord-Matin

Un prélèvement de sang a été effectué sur le criminel, mais il semble que le meurtre ait été commis de sang froid.

France-Soir

Sa vieillesse est à rapprocher de celle d'un Victor Hugo qui, lui, mourut à 83 ans, en pleine vie.

Point de vue

Deux employés des pompes funèbres avaient été malmenés par des clients.

Le Bien Public

La thèse du squelette prend corps.

Agence Centrale de Presse

Autres ouvrages de Jérôme Duhamel :

Le Livre des Livres, Albin Michel
Le Grand livre des petites curiosités françaises, Albin Michel
Dictionnaire de citations du XXe siècle, Albin Michel
Dictionnaire inattendu de Dieu, Albin Michel
(en collaboration avec Jean Mouttapa)
Ces amours de bébés, Albin Michel
Grand Inventaire du Génie français en 365 objets, Albin Michel
Vous, les français, Albin Michel
Le Mémorial du Québec, Éditions du Mémorial (Montréal)
Le Mémorial martiniquais, Éditions du Mémorial (Fort-de-France)
Le Gros dico du Vrai-Faux, Albin Michel, Livre de Poche
Sandwich à la folie, Flammarion

Les Plus belles gaffes de Jacques Chirac, Albin Michel
Les Perles des misogynes, Albin Michel, Livre de Poche
L'Histoire de France revue et corrigée, Albin Michel, Livre de Poche
Perles, gaffes et vacheries, Albin Michel, Livre de Poche
Le Bêtisier des profs, Albin Michel, Livre de Poche
Les Perles de l'école, Albin Michel, Livre de Poche
Le XXe siècle bête et méchant, Albin Michel, Livre de Poche
Les Perles des Fonctionnaires, Albin Michel, J'ai Lu
Les Fonctionnaires en folie, Albin Michel
Jacques a dit..., Albin Michel
La Fête des perles, Albin Michel, J'ai Lu
Le Bêtisier du XXe siècle, Lattès, Livre de Poche
Lettre à Coluche, Lattès
Le Grand méchant dictionnaire, Laffont-Seghers
Encyclopédie de la méchanceté et de la bêtise, Belfond-Acropole
Dictionnaire de la politique et des politiciens, Belfond-Acropole
Le Grand livre des Devinettes, Albin Michel Jeunesse

LE GRAND MÉCHANT BÊTISIER
1992, Albin Michel, Le Livre de poche - *1993* et *1994*, Albin Michel
1995 Lattès - *1996*, Lattès/Albin Michel
1997, *1998* et *1999*, Albin Michel

En collaboration avec :

Benoîte Groult : *Cette mâle assurance,* Albin Michel
Natacha Amal : *C'est merveilleux l'amour,* Albin Michel
Michel Oliver : *La Vraie cuisine française,* Albin Michel
Janine Boissard : *Les Secrets du Bonheur,*
Albin Michel, Livre de Poche
Philippe Vandel : *Grand Bazar du pire et du n'importe quoi,*
Albin Michel, Livre de Poche
Estelle Cerutti : *600 devinettes bêtes et méchantes,*
Albin Michel, J'ai Lu
Estelle Cerutti : *Quelle est la différence ?,* Albin Michel, J'ai Lu
Cabu : *Les Abrutis sont parmi nous,* Albin Michel, Points/Seuil
Cabu : *Les Interdits de Cabu,* Albin Michel, Points/Seuil
Jacques Faisant/Wolinski : *Tous présidents !,* Denoël
Wolinski : *Vos gueules ; les femmes !,* Albin Michel, J'ai Lu
Wolinski : *100% Français,* Belfond, Presses-Pocket
Wolinski : *Passeport pour l'amour*, Belfond
Wolinski : *Les Socialos*, Albin Michel

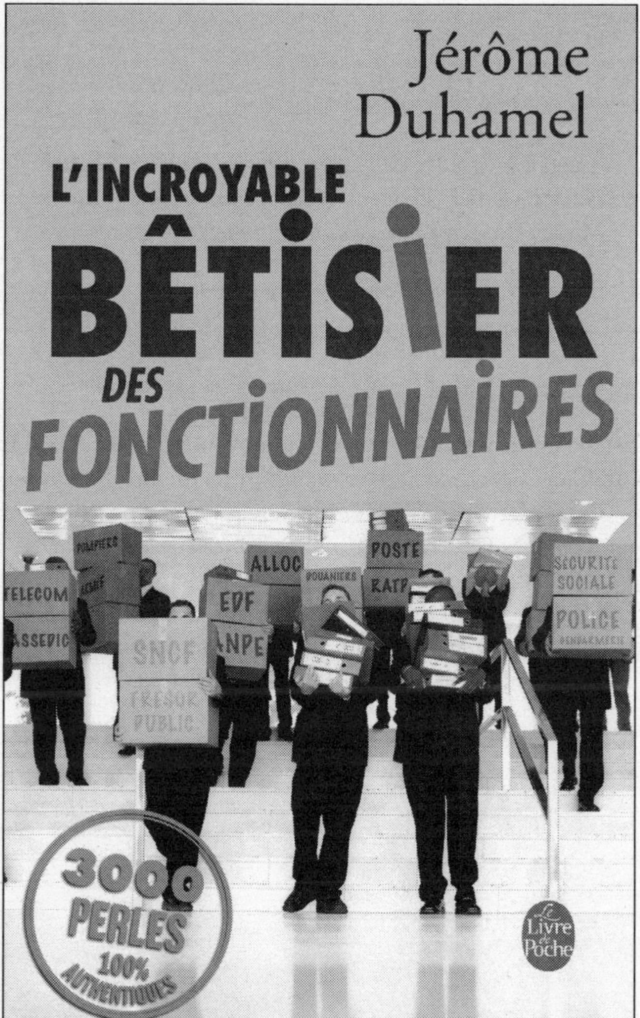
Jérôme
Duhamel
L'INCROYABLE
BÊTISIER
DES
FONCTIONNAIRES
TELECOM
ASSEDIC
ALLOC
POSTE
DOUANIERS
RATP
EDF
ANPE
SNCF
TRESOR
PUBLIC
SECURITE
SOCIALE
POLICE
3000
PERLES
100%
AUTHENTIQUES
Le Livre de Poche

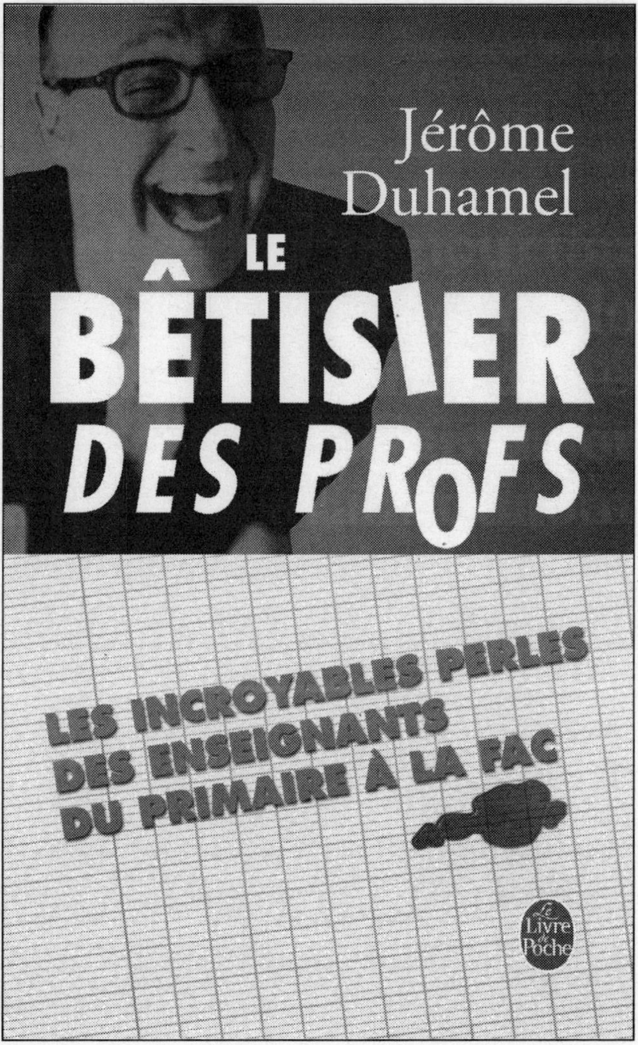
Jérôme
Duhamel
LE
BÊTISIER
DES PROFS
LES INCROYABLES PERLES
DES ENSEIGNANTS
DU PRIMAIRE À LA FAC
Le
Livre
de
Poche

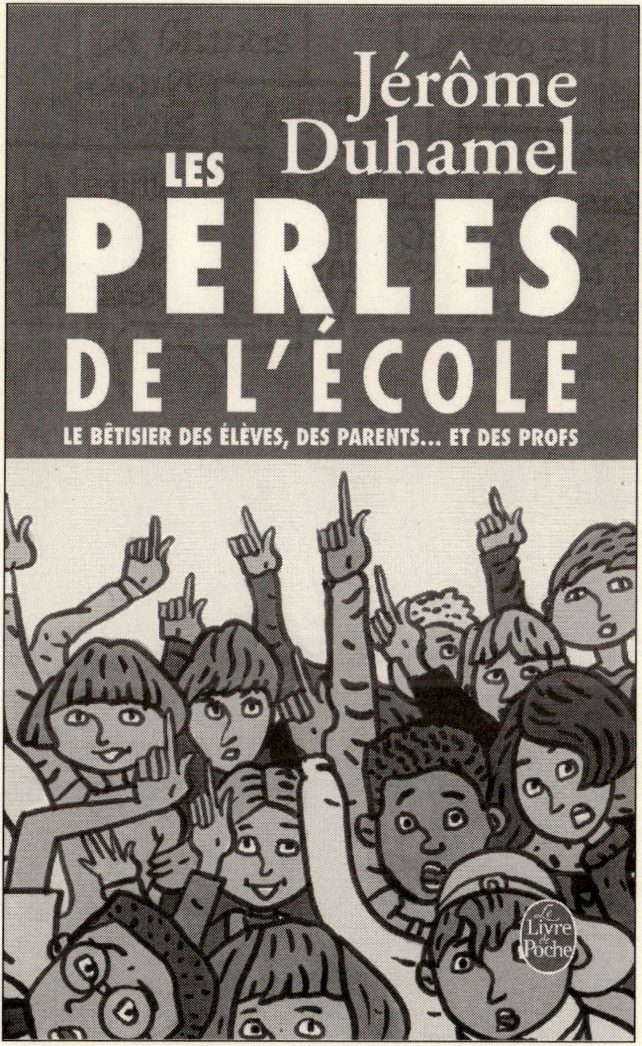
Jérôme
Duhamel
LES
PERLES
DE L'ÉCOLE
LE BÊTISIER DES ÉLÈVES, DES PARENTS... ET DES PROFS

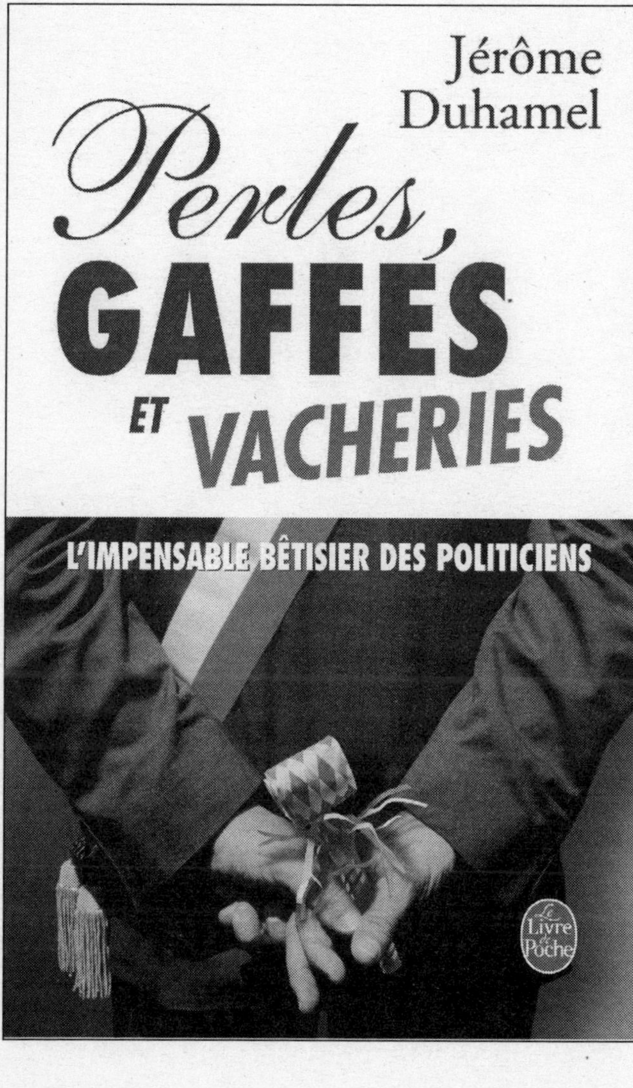
Jérôme
Duhamel
Perles,
GAFFES
ET VACHERIES
L'IMPENSABLE BÊTISIER DES POLITICIENS
Le Livre de Poche

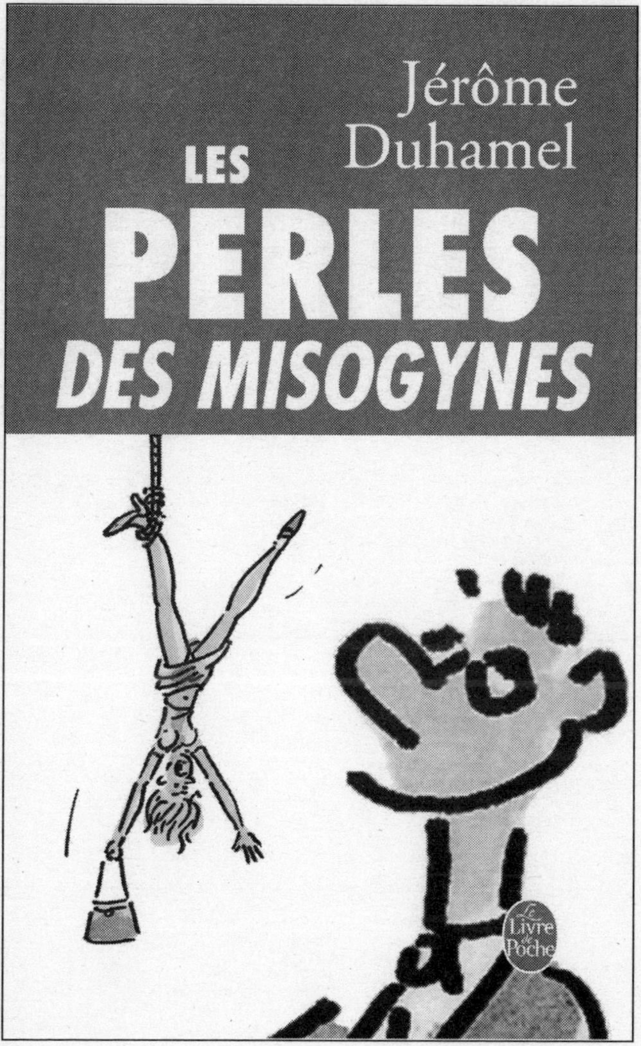
Jérôme
Duhamel
LES
PERLES
DES MISOGYNES
Le Livre de Poche

Imprimé en France sur Presse Offset par

BRODARD & TAUPIN

GROUPE CPI

La Flèche (Sarthe).
N° d'imprimeur : 30706 – Dépôt légal Éditeur : 61670-09/2005
Édition 01
LIBRAIRIE GÉNÉRALE FRANÇAISE – 31, rue de Fleurus – 75278 Paris Cedex 06.
ISBN : 2 - 253 - 11457 - X

31/1457/6